DE LA

PROPHYLAXIE

DES

AFFECTIONS VÉNÉRIENNES

PAR LE

Docteur E. MOREAU

Du Mans.

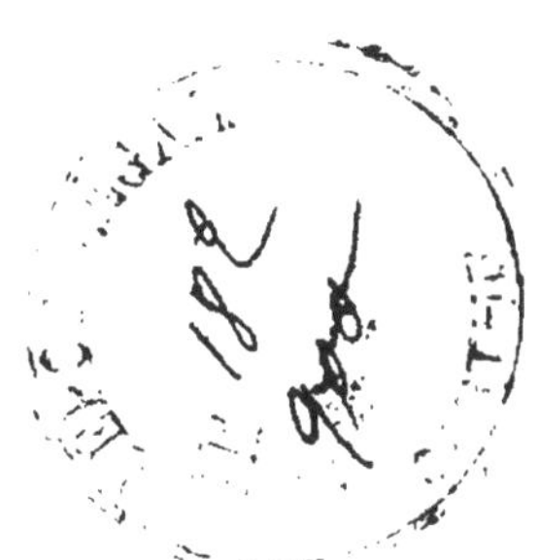

Prix : 1 franc

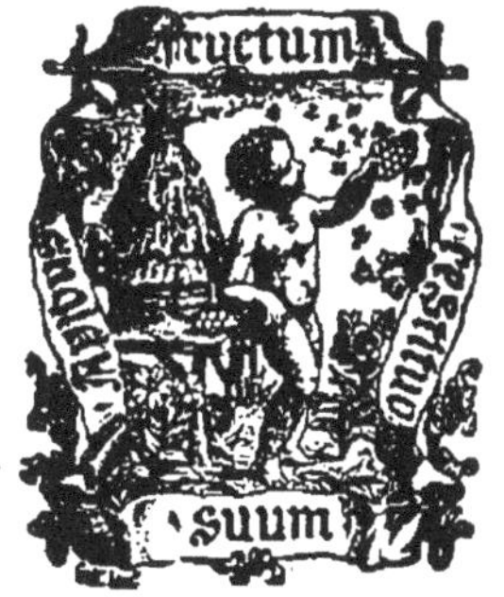

PARIS
SOCIÉTÉ D'ÉDITIONS SCIENTIFIQUES
Place de l'École de Médecine
4, RUE ANTOINE-DUBOIS, 4

1900

DE LA

PROPHYLAXIE

DES

AFFECTIONS VÉNÉRIENNES

PAR LE

Docteur E. MOREAU

Du Mans.

Prix : 1 franc

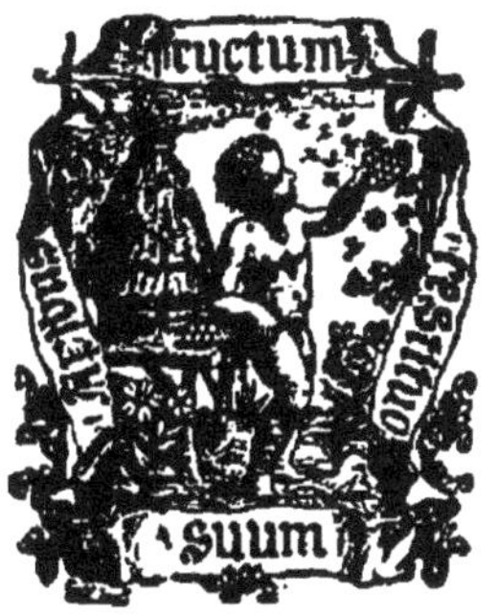

PARIS

SOCIÉTÉ D'ÉDITIONS SCIENTIFIQUES

Place de l'École de Médecine

4, RUE ANTOINE-DUBOIS, 4

1900

DE LA PROPHYLAXIE

DES

AFFECTIONS VÉNÉRIENNES

I

Garde-toi toi-même, tel est le premier précepte qui, en dehors de toute réglementation, doit être le guide de celui qui s'expose au danger résultant du commerce intime avec les femmes, quelle que soit leur situation sociale.

Peut-on se garder soi-même, se préserver des affections vénériennes, dans une certaine mesure, par quelques soins hygiéniques et antiseptiques donnés à propos? Assurément oui. La prophylaxie des affections vénériennes ne consiste pas seulement dans une réglementation plus ou moins rigoureuse de la prostitution, elle réside également dans certaines précautions que doivent prendre tous ceux ou celles qui ont des rapports intimes plus ou moins suspects.

Je n'ai pas la prétention de dire qu'en prenant ces mesures et ces soins dont je décrirai plus loin la technique on se préservera toujours, mais je puis affirmer souvent.

L'homme en quête d'une bonne fortune n'est pas d'ordinaire difficile à séduire, l'élégante demi-mondaine, la pimpante soubrette ou tout prosaïquement la bobonne du café voisin auront bientôt fait sombrer sa vertu, mais dans cette union intime de ces amants d'une heure, aucun d'eux ne prendra la moindre précaution pour éviter toute contamination vénérienne.

L'homme sera naturellement plus confiant, la femme plus astucieuse ; elle n'aura pas de peine à lui faire entendre que son état de santé est excellent, qu'elle n'a jamais été effleurée par le moindre malaise, tout cela mélangé de ces mille riens aimables comme savent en dire toutes les dames, n'est-ce pas plus qu'il n'en faut pour s'endormir dans une quiétude parfaite.

Quelques jours se passent et l'amant de tout à l'heure viendra trouver le médecin, si ce n'est toutefois le pharmacien, pour lui conter ses peines. Il n'y comprend rien, car il est absolument sûr que la charmante personne qui a daigné l'accepter dans son intimité était saine, d'ailleurs elle le lui a dit, puis elle a passé la visite, etc., etc. Bref elle n'avait rien et il a récolté quelque chose.

Combien devraient se souvenir de ce proverbe : « La plus belle fille du monde ne peut donner que ce qu'elle a ».

Quant à la femme, ne comptez jamais sur un aveu, elle n'a jamais rien et lorsque vous lui montrez les traces palpables de telle ou telle affection, elle les considère comme les accidents les plus légers, sans aucun rapport avec les accidents vénériens.

Tel est, avec quelques variantes, l'état d'âme ordinaire de ces malades des deux sexes. L'homme, dans sa confiance naïve, n'aura pris aucune précaution hygiénique, pas même quelquefois le plus petit lavage; d'ailleurs il craindrait d'indisposer sa compagne par ce manque de confiance et la femme, d'autre part, alors même qu'elle aurait des doutes sur son état, s'abstiendra de tout soin de propreté pour ne pas faire naître chez son amant le moindre soupçon sur sa santé.

L'homme est ainsi bien souvent le propre artisan de sa contamination et pourtant que de regrets vous cause quelquefois une confiance trop aveugle.

II

La question de la prophylaxie des affections vénériennes m'amène à dire quelques mots de la prostitution et à examiner quel rôle jouent dans la diffusion de ces maladies les prostituées véritables et les femmes plus nombreuses encore qui travaillent sans l'estampille officielle.

Entre ces deux catégories, je n'hésite pas à dire que les plus dangereuses sont ces dernières, d'abord parce qu'elles sont plus nombreuses, ensuite parce qu'elles ne se soignent ordinairement pas, quelques-unes par ignorance, le plus grand nombre par crainte des indiscrétions ; elles ne demanderont avis que forcées par la douleur ou par des incommodités trop gênantes.

Enfin, il est un fait important à noter, c'est que la prostitution clandestine se renouvelle bien plus fréquemment que l'autre (4 ou 5 fois) dans la même unité de temps.

Prenons comme exemple une fille en carte. Sa vie galante active s'étendra bien sur une période de 25 années au moins, passé ce laps de temps qui correspond à l'âge de 40 à 45 ans, les rides précoces, la décrépitude physique, ces injures du temps, éloigneront pour jamais le client sérieux, et le replâtrage le plus savant ne pourra amener un regain de jeunesse.

Trouverons-nous une période de 20 à 25 années chez les filles libres? ordinairement non, beaucoup de femmes qui font la fête tout en travaillant quelque peu et qui constituent le gros bataillon des prostituées clandestines, s'assagiront au bout de quelques années, un amour plus sincère et partagé changera un amant en un fiancé ; elles feront une fin et deviendront épouses légitimes. Joindront-elles toutes à l'amabilité de Rachel la fidélité de Sara? Je ne m'en porterais pas garant, en tous cas beaucoup seront sérieuses et les autres plus réservées.

Quel sera maintenant le rôle des filles soumises au point de vue de la propagation des affections vénériennes. Il est facile à définir.

J'estime, pour ma part, que toute prostituée est destinée à contracter fatalement, vu ses rapports nombreux avec des amants de toute sorte, la blennorrhagie et la syphilis et c'est dans les premières années de sa vie de débauche qu'elle sera gratifiée de ces peu enviables présents. Aussi, est-ce dans leur jeunesse, au moment où s'épanouissent leurs plus puissants attraits, que le danger est le plus grand. « Prenez les vieilles plutôt que les jeunes » ont dit nombre d'auteurs, et avec raison, parce que chez elles la virulence de ces affections est à son minimum.

Les accidents syphilitiques contagieux sont rares, en effet, chez les vieilles prostituées. Cette affection est surtout dangereuse dans les périodes primaire et secondaire. Au bout de 3 à 5 années, les syphilitiques (traités sérieusement) communiquent rarement leur maladie ; il existe donc de grandes chances de s'en garer quand on s'adresse à des personnes d'un âge mûr.

Mais, objecterez-vous, il y a la visite médicale qui sélectionne l'ivraie du bon grain et alors les malades étant retenues, plus de danger. Déplorable erreur! Je ne veux pas dire que la visite médicale est inutile, au contraire, elle préserve bon nombre d'imprudents. Mais de là à les mettre tous à l'abri, il y a loin. La syphilis est une affection à longue échéance, les accidents contagieux peuvent, je le répète, se produire pendant 3 à 5 ans et bien plus longtemps dans certains cas. Mais vous n'avez pas la prétention, je suppose, de claustrer une femme pendant 5 ans parce qu'elle a la syphilis, ce serait tout bonnement monstrueux. Vous ne pourrez la retenir que lorsque vous constaterez des accidents contagieux, mais les découvrirez-vous toujours ces accidents, quel que soit votre talent, et avant que vous ayez examiné cette malade combien auront déjà été contaminés?

Quant à la blennorrhagie qui est la plus contagieuse des affections vénériennes, bien qu'elle se contracte toujours dans les premières années d'une vie de débauche, contrairement à la syphilis elle restera contagieuse pendant toute sa durée à un degré moindre, il est vrai, chez les vieilles prostituées.

La blennorrhagie est l'affection la plus commune, bien peu d'hommes y échappent, et elle doit cette fréquence à sa contagiosité, ensuite à la difficulté de sa guérison absolue chez les femmes qui ont des rapports sexuels fréquents et aux réinnoculations dont elles sont l'objet.

Combien d'hommes sont coupables et commettent un acte malhonnête, se sachant atteint de blennorrhagie ordinairement à la période terminale (la première période de la maladie étant douloureuse), ne craignent pas, malgré les conseils, malgré les défenses de leur médecin, d'avoir des rapports avec des femmes auxquels ils innoculent ainsi la maladie dont ils sont porteurs si elles sont saines, ou auxquelles ils donnent souvent une poussée nouvelle si elles étaient antérieurement atteintes, et ce sont ces mêmes hommes qui se plaindront le plus fort quand ils récolteront à nouveau ce qu'ils auront eux-mêmes semé.

On ne saurait trop s'élever contre ceux qui ne craignent pas pour une satisfaction d'un moment, de se faire les propagateurs d'affections contagieuses ; si aucune loi ne peut les atteindre ils devraient se souvenir qu'il est des devoirs sociaux qu'un honnête homme ne doit jamais oublier.

III

A côté des filles soumises il existe toute une série de femmes qui constituent la prostitution clandestine, et parmi ces dernières il convient de les ranger en deux catégories :

1° Celles qui vivent exclusivement de la prostitution sous le couvert d'une profession qu'elles n'exercent jamais, mais qui leur sert à éluder les règlements de la police des mœurs ;

2° Celles qui tout en ayant un métier se laissent aller à la débauche, soit pour satisfaire leurs appétits sexuels, soit le plus souvent pour améliorer leur situation sociale.

Toutes ces femmes de mœurs faciles sont contagionnées à peu près dans les mêmes proportions que les filles en carte, mais en revanche elles sont bien plus dangereuses, parce qu'aucun contrôle ne s'exerce sur elles et que d'autre part ces femmes ne se soignent ordinairement pas comme je l'ai dit plus haut, soit par fausse honte, soit par crainte de révélations.

Il faut dire, à leur décharge, que ce sont nos préjugés sociaux qui créent chez elles cet état d'esprit.

Pourquoi baptiser du nom de maladies honteuses, comme au temps du moyen âge, des affections qui se contractent dans l'accomplissement d'un acte physiologique. Le besoin des rapports sexuels n'est-il pas inné chez l'homme, et ce besoin ne devient-il pas souvent une nécessité. « Enjoindre la chasteté disait Luther, est tout aussi raisonnable que de décréter que l'on vivra sans boire et sans manger. » Le coït est un acte nécessaire au bon équilibre organique, ne se soustrait pas qui veut à cette loi naturelle, et la plupart de ceux qui veulent l'éluder se livrent souvent à des plaisirs solitaires et à l'onanisme. Il ne faut pas craindre de le dire tout haut : la continence absolue et le célibat sont contre nature. Voltaire désignant l'amour ajoute :

> Qui que tu sois,
> Voici ton maître,
> Il l'est, le fut,
> Ou le doit être.

Il est de bon ton de jeter la pierre à la femme qui tombe. Est-elle toujours la plus coupable? Je ne le pense pas. Combien seraient restées *virgo intecta* si un séducteur ne s'était trouvé sur leur passage, séducteur qui sera à leurs pieds aujourd'hui et qui demain ne craindra pas de jeter l'anathème, au nom de la religion et de la morale, sur celles qu'il aura dévoyées.

La prostitution est une nécessité sociale, elle a existé de tout temps, elle durera toujours. Beaucoup s'imaginent que bien des femmes se prostituent par dépravation. C'est le paupérisme, le besoin qui font souvent chercher à la femme, dans la débauche, le supplément nécessaire pour améliorer son ordinaire

Sans devenir des prostituées véritables combien d'ouvrières de tous métiers ont un ou des amants pour parfaire à l'insuffisance de leurs salaires quotidiens

La situation de la femme dans notre société qui est, somme toute, assez précaire, est l'origine de chutes nombreuses. Le travail des prisons, la concurrence des couvents et des ouvroirs où des malheureuses travaillent de longues heures pour un salaire dérisoire, la promiscuité de certains logements, les mauvaises fréquentations d'atelier et, pour être juste, ajoutons aussi la paresse, telles sont les causes de bien des défaillances. Quelquefois aussi l'amour maternel, le besoin de nourrir ses enfants portent certaines femmes à la débauche. Ces faits ont été signalés, j'en ai vu pour ma part.

Lorsqu'on veut bien examiner sans parti pris toutes ces misères humaines, n'est-on pas plutôt porté à l'indulgence qu'à la rigueur et n'est-il pas regrettable de voir dans un siècle de progrès traiter encore comme des criminelles des femmes qui ne sont que des malades.

IV

La prophylaxie des affections vénériennes repose :

1° Sur la réglementation de la prostitution et sur les soins à donner aux malades ;

2° Sur les soins et les précautions que doivent prendre tous ceux ou celles qui ont des rapports intimes.

La première question soulève un point très important, sujet déjà à bien des controverses et des discussions de la part des meilleurs esprits. La prostitution doit-elle être libre ou réglementée? Il n'est pas douteux, au nom des principes absolus de la liberté individuelle, que tout être peut faire de sa personne ce que bon lui semble, mais comme cette liberté illimitée peut être la cause d'un mal pour la société, celle-ci vient vous dire : « liberté, oui, mais sous condition de contrôle que j'exercerai pour vous empêcher de trop m'empoisonner ». Raisonnement juste, mais qui n'est pas rigoureusement vrai dans la pratique, car je crois que depuis des siècles on cherche à résoudre ce problème sans trouver une solution bien efficace.

Les mesures répressives exagérées, qui sont, du reste, incompatibles avec nos idées libérales, sont un des plus piètres moyens d'empêcher la contamination; elles font des révoltées et, au lieu de moraliser ces malheureuses, elles les enfoncent davantage dans le vice en les séparant de la société et en leur offrant comme asile un dispensaire, c'est-à-dire une prison pour soigner leurs misères. Aussi que ne font pas les filles pour éviter cette privation absolue de leur liberté, tous les moyens sont bons pour tromper le médecin et la police, et si elles supposent que malgré tout elles ne pourront cacher leur état, dans les quelques jours qui vont précéder cette visite médicale détestée, beaucoup déploieront toute leur activité pour séduire le plus d'hommes possible et se procurer ainsi quelque argent afin d'adoucir leur captivité.

Pour obtenir un résultat pratique il faut de la bonne volonté des deux côtés, il est nécessaire de faire comprendre à ces malades qui ne sont point, je le répète, des criminelles, qu'on ne poursuit qu'un but louable, le souci de leur santé et celle de leurs clients et, comme première mesure, supprimez les dispensaires et remplacez-les par l'hôpital.

La femme malade ira sans appréhension à l'hôpital parce qu'elle sait qu'elle y trouvera des soins dévoués, une liberté presque complète et qu'elle n'y sera pas obsédée par la surveillance de la police. Là, elle n'aura de rapport qu'avec le médecin, le directeur, un personnel bienveillant; elle n'aura plus, dans ces conditions, les mêmes raisons pour cacher son état et éluder les soins médicaux.

Quelques-uns feront cette objection que, vu l'état d'esprit de la plupart de ces femmes, elles seront un objet de scandale dans les hôpitaux, dont elles pourront troubler le bon ordre par leur inconduite ou leur tapage. A cela, il y a une sanction toute trouvée : la prison commune est là et celles qui, après plusieurs avertissements préalables, auront troublé la tranquillité de l'établissement y seront conduites et subiront le régime de droit commun ; dans ces conditions vous aurez peu de récidives, lorsqu'elles auront goûté des deux régimes leur choix sera vite fait.

On aura soin, cela va de soi, de ne pas mettre ces femmes dans les salles où se trouvent de grands malades;

si on ne peut leur affecter une salle spéciale, leur place sera avec les chroniques.

Il existe à Paris un hôpital spécial pour les femmes atteintes d'affections vénériennes, c'est l'hôpital Broca (anciennement Lourcine). Les malades y sont soumises au même régime que dans les autres hôpitaux, l'ordre y règne comme ailleurs, les malades sont plus bruyantes, mais il ne s'y passe rien d'anormal, et pourtant on n'a aucune mesure coercitive à sa disposition, si ce n'est le renvoi.

Cette suppression des dispensaires en province et de Saint-Lazare à Paris, a été réclamée maintes fois. M. E. Richard, dans un rapport remarquable fait au Conseil municipal de Paris, a demandé avec raison la création d'un office sanitaire dépendant de la préfecture de la Seine et non de la préfecture de police, et la suppression de Saint-Lazare.

Quant à la visite médicale, elle est des plus importantes, elle a lieu d'ordinaire une fois par semaine, c'est insuffisant, dans l'espace de huit jours il peut se passer bien des choses et il serait à souhaiter, dans l'intérêt général, que cette visite eût lieu deux fois. Cependant, pour ne pas trop compliquer le service, il pourrait être pris une demi-mesure : toutes les femmes reconnues saines, une visite par semaine ; les douteuses, deux visites, et les femmes ayant la syphilis, deux examens par semaine pendant cinq ans à dater du début des accidents.

M. le professeur Fournier demandait avec juste raison que les consultations hospitalières ne se donnent plus à l'avenir en public, c'est-à-dire devant d'autres malades ;

cette réforme devrait avoir lieu également pour les filles. Pas de compagnes comme témoins, pas de commissaire de police pour entendre les aveux ou les explications donnés au médecin. Débarrassez les malades de ces témoins gênants, et confiantes dans le médecin qu'elles sauront animé de bonnes intentions, elles se prêteront de meilleure grâce à l'examen, feront des aveux, demanderont des conseils, et il sera possible d'exercer une action moralisatrice sur ces déclassées.

La police ne doit s'immiscer en rien dans la visite médicale, elle ne doit même pas paraître. Toute femme reconnue saine après examen, recevrait un bon dit bon de santé, valable seulement d'une visite à l'autre, c'est-à-dire quatre ou huit jours. Ce bon serait détaché d'un registre à souche et après la visite, il serait déposé chez le commissaire central, qui serait ainsi tenu au courant de l'état de santé des filles soumises et pourrait veiller efficacement à l'exécution des prescriptions données et s'assurer, par exemple, que les femmes désignées pour entrer à l'hôpital s'y sont effectivement rendues.

Il me semble que dans ces conditions on devrait obtenir des résultats meilleurs, parce que ce régime nouveau, plus libéral, plus paternel que l'ancien, débarrassé de toutes les mesures coercitives, mettrait ces femmes dans le cas des malades ordinaires. Elles viendraient à la visite libres, sans surveillance spéciale, comme tout le monde va à une consultation. Enfin elles seraient assurées que si elles devaient interrompre momentanément leur métier un bon asile les attend.

J'ai l'intime conviction que l'on verrait diminuer le nombre des cas de contagion, les femmes arriveraient à se soigner et même à désirer consulter, ce qui n'existe pas aujourd'hui.

Est-il possible, maintenant, d'améliorer l'état de santé des prostituées clandestines, sur lesquelles on n'a guère d'action? Oui, par une large tolérance. Encouragez-les à venir consulter le médecin, ne leur refusez pas l'hôpital si elles veulent bien y entrer, délivrez gratuitement les médicaments nécessaires, et lorsqu'elles seront bien persuadées qu'elles ne seront pas inquiétées, mais au contraire bien reçues et bien soignées, elles se décideront peu à peu à venir demander avis : que la police soit bienveillante pour celles qui ont soin de leur santé, et qu'elle réserve ses sévérités pour les récalcitrantes.

V

Après avoir indiqué en quelques mots les réformes qui me paraissent utiles dans le fonctionnement du régime actuel, je désirerais appeler l'attention sur un autre côté de la question, non moins intéressant, et sur lequel on a dit peu de chose jusqu'à ce jour.

On met le public en garde contre l'alcoolisme, la tuberculose, etc., mais contre la syphilis, qui est un fléau non moins redoutable, que fait-on? Rien.

Si vous entrez dans un café, vous voyez s'étaler sur les murs la loi tendant à réprimer l'ivresse publique et l'abus des boissons alcooliques; dans les wagons de chemin de fer, la défense de cracher sur les parquets ; sur les murs de Paris, des affiches vous indiquent qu'il est dangereux de cracher à terre, les crachats étant le véhicule du bacille de la tuberculose; mais si vous pénétrez dans une maison de tolérance, pas le moindre petit papier ne vous indiquera que vous entrez dans un lieu dangereux, dont vous pouvez sortir contaminé pour toujours. Entré là, séduit par les charmes d'une de ces dames, vous avez des rapports intimes avec elle, puis la chose faite, vous avez un doute et vous vous dites : « Si seulement j'avais une solution antiseptique quelconque, je serais plus tranquille ». Mais vous n'avez rien. Encore une lacune qu'il faut combler.

Je voudrais qu'il y eût obligation formelle pour les tenanciers de maisons publiques, sous peine d'amende et même de fermeture de l'établissement, d'avoir dans toutes les chambres de leurs filles :

1° Un lavabo, contenant :

1. Une solution colorée de sublimé acide au 2 millième.

2. Des tablettes de savon antiseptique au sublimé.

3. De l'huile de vaseline épaisse et salolée dans un flacon bouché et muni d'un robinet;

2° A côté du lavabo, une notice indiquant la manière de se servir de ces solutions pour éviter une contamination possible. Cette notice pourrait être libellée :

Tout rapport sexuel avec une femme, même visitée, est dangereux.

Pour se préserver, dans la mesure du possible, des maladies vénériennes, il faut, avant le coït :

Exiger que la femme prenne une injection antiseptique.

Faire au préalable une onction sur la verge avec l'huile pour éviter de s'écorcher.

Après le coït :

Lavage au savon antiseptique.

Lotion avec la solution de sublimé.

En prenant ces précautions on a de grandes chances d'éviter la blennorrhagie, la syphilis et le chancre simple; s'il survient quelque accident, consulter de suite un médecin.

Ces soins hygiéniques et rationnels seraient à coup sûr efficaces, ils sont faciles à donner et à la portée de tous. Je n'ignore pas qu'un certain nombre négligeraient de s'y soumettre, mais cela ne regarde qu'eux. On ne peut forcer les gens à être propres, en tous cas ils n'auraient qu'à faire leur *mea culpa* s'ils rapportaient quelque souvenir désagréable de leur visite.

Ces mesures devraient s'étendre également à toutes les femmes en carte, qui seraient tenues d'avoir à la disposition de leur client : sublimé, savon et huile.

Les municipalités ont tout pouvoir pour imposer à tous les tenanciers ces mesures préservatrices; ces derniers, d'ailleurs, s'y soumettraient vite de bonne grâce, car leur clientèle, loin d'en souffrir, augmenterait plutôt aux dépens de la prostitution clandestine; ces mesures de sécurité n'éloigneraient pas le client, au contraire.

De tous côtés on organise des moyens de défense pour se préserver des affections contagieuses, et avec succès. Ne serait-il pas temps de penser aussi à combattre énergiquement les affections vénériennes et en particulier la syphilis, qui est la maladie la plus redoutable : il y va de l'intérêt de notre race. La syphilis est la mère de bien des maux, elle engendre mille accidents variés qui sont quelquefois fort graves; et, amenant chez ceux qui en sont atteints une sorte de déchéance vitale, elle crée le terrain le plus propice pour le développement de toutes les affections diathésiques : scrofule, tuberculose, etc. Combien de mariages inféconds, d'avortements, d'enfants chétifs voués à l'athrepsie, à la méningite et à la mort, par suite d'une syphilis paternelle ou maternelle.

On doit donc faire l'impossible pour lutter contre cette maladie, qui « agit sur le possible; tue ce qui n'est pas encore, et ne cesse de veiller aux sources de la vie pour les appauvrir et les souiller, comme l'a dit Joseph de Maistre », et pour cela employer les moyens les plus énergiques pour éviter la contagion. Cette contagion est-elle faite, il faut encore apprendre au syphilitique qu'il doit se soigner et qu'il peut se guérir par un traitement bien ordonné durant plusieurs années, et que les seuls médicaments qui guérissent la vérole, sont le mercure et l'iodure de potassium.

Dans une récente communication faite à la Société médicale des hôpitaux de Paris, M. Alex. Renault a proposé de remettre à tous les vénériens une instruction concernant leurs affections : blennorrhagie ou syphilis, instruction leur donnant les plus sages conseils sur les soins qu'ils doivent prendre pour se guérir d'une façon définitive. La Société a nommé une Commission qui, après avoir rendu hommage à l'esprit qui a animé M. Renault dans sa communication, a rédigé la notice suivante à l'usage des vénériens que je crois bon de reproduire ici :

Instructions pour la blennorrhagie. — Le malade atteint de blennorrhagie doit éviter pendant toute la durée de sa maladie tout rapport vénérien, et prendre grand soin de ne pas porter la main à ses yeux, de crainte d'ophtalmie, parfois terribles.

Il se fera soigner par le médecin et non par le pharmacien, jusqu'à disparition complète et durable de tout suintement du canal; tant qu'il persiste la moindre goutte, et la guérison de cette goutte est parfois très longue, le malade ne peut se considérer comme débarrassé; au cas même où la goutte ayant disparu il persistera des filaments dans l'urine du matin, on devra les montrer au médecin, qui seul peut juger si la guérison de la blennorrhagie est complète et définitive.

Le malade ne pourra se marier tant qu'il ne sera pas guéri; un mariage prématuré présente les plus grands dangers pour la femme qui, contagionnée, ne cessera de souffrir du ventre et deviendra vite une infirme vouée aux opérations chirurgicales et à la stérilité.

Il faut savoir que les enfants en naissant peuvent prendre par les yeux la blennorrhagie maternelle et devenir aveugles.

Instructions pour la syphilis. — La syphilis se transmet par les plaies des organes génitaux, de l'anus, de la gorge, de la langue, des lèvres; dans les rapports sexuels, par le baiser, les contacts directs ou encore par l'usage des verres, cuillers, fourchettes, pipes, cigares, linges souillés, de virus syphilitique.

La syphilis se transmet du père à l'enfant, qui meurt en naissant ou devient malade après la naissance et communique la maladie à ceux qui l'entourent; ne jamais confier ces enfants à une nourrice. Il ne faut pas se marier avant plusieurs années et sans la permission expresse du médecin.

La syphilis ne guérit que par un traitement prolongé de plusieurs années, surveillé par le médecin; il ne fait tomber ni les cheveux ni les dents, il ne nécessite pas la cessation du travail. Les médicaments dits dépuratifs ne méritent aucune confiance.

Le syphilitique ne doit ni fumer, ni boire de l'alcool, ni faire d'excès quelconque, ce serait pour lui s'exposer à des aggravations parfois terribles de la maladie, aboutissant trop souvent à la paralysie, aux maladies de la moelle épinière et du cerveau, et même à la mort.

Pendant la cure, et en tous temps, le malade doit prendre des soins de bouche minutieux.

Le syphilitique ne doit jamais oublier qu'il est atteint de cette maladie même après 10, 20, 30 ans; il doit, s'il tombe malade, faire au médecin qui le soigne, l'aveu de son ancienne affection.

*
* *

J'ai essayé, dans ces quelques pages, de bien préciser quel est le rôle joué par la prostitution dans la genèse des affections vénériennes et de résumer en peu de mots les mesures qui me semblent les plus propres à restreindre le mal et à le combattre avec efficacité.

Ces idées qui me sont personnelles pour la plupart au moins, seront-elles partagées par ceux qui ont la charge d'assurer la santé publique; je l'ignore, en tous cas je les ai émises dans ce petit travail, parce que je les crois vraies et susceptibles d'application.

Il me paraît de toute évidence que la mise à la disposition des personnes qui fréquentent les lieux où l'on s'amuse, de substances antiseptiques destinées à une toilette intime, diminuerait certainement les cas de contagion.

Le régime un peu draconien imposé aux filles soumises pourrait être adouci sans grand bouleversement, et certainement on n'aurait pas de peine à obtenir des résultats plus satisfaisants que ceux qui existent aujourd'hui.

Ces mesures ne réalisent pas un idéal, je n'ai pas cette prétention, si elles sont une amélioration sur ce qui existe aujourd'hui, c'est déjà quelque chose; il serait du reste chimérique, en l'état actuel de nos connaissances, de croire que l'on pourrait supprimer totalement ces affections; les restreindre et les guérir, tel est le but à atteindre.

En attendant qu'une Administration veuille bien imposer aux tenanciers l'obligation de fournir à leurs clients quelques substances antiseptiques, n'oubliez pas, si d'aventure vous vous embarquez pour Cythère, le sublimé et le corps gras protecteur; paquets de sublimé acide et coloré, ou papier au sublimé à 0,50 centig., dose pour 1 litre; huile de vaseline (ou le vieux cold-cream, bon pour un usage tout personnel).

N'hésitez pas, quelle que soit la personne qui vous offre l'hospitalité, à prendre les soins indiqués dans la petite notice libellée plus haut, même si vous n'avez pas de doute.

Si vous doutez sérieusement, redoublez de précautions antiseptiques; si vous ne vous sentez pas le courage d'abandonner la partie, revêtez le petit habit que l'on nomme condom *(vulgo préservatif)* solide, il vous mettra à l'abri de la blennorrhagie, malgré tout le mal qu'on a dit de lui.

Enfin, si malgré tout vous êtes contaminé, souvenez-vous qu'un traitement scientifique et bien suivi amène un résultat beaucoup plus prompt et plus durable que toutes les panacées dont la réclame nous inonde.

Tels sont actuellement, croyons-nous, les meilleurs moyens prophylactiques contre les affections vénériennes : réglementation plus libérale d'une part, antisepsie de l'autre.

LE MANS — IMPRIMERIE SARTHOISE — D. POSTEL — 3200

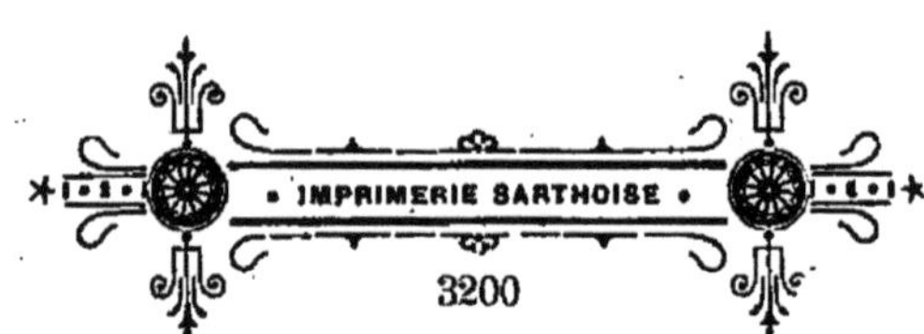
IMPRIMERIE SARTHOISE
3200

www.ingramcontent.com/pod-product-compliance
Ingram Content Group UK Ltd.
Pitfield, Milton Keynes, MK11 3LW, UK
UKHW020445220726
13923UKWH00005B/2356

9 782019 299088